BEI GRIN MACHT SICH IHR WISSEN BEZAHLT

Diskriminierung von Pflegenden und Ärzten auf der Intensivstation durch Patienten

Alexandra Zühlke

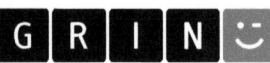

Bibliografische Information der Deutschen Nationalbibliothek:

Die Deutsche Nationalbibliothek verzeichnet diese Publikation in der Deutschen Nationalbibliografie; detaillierte bibliografische Daten sind im Internet über http://dnb.d-nb.de abrufbar.

ISBN: 9783346773166
Dieses Buch ist auch als E-Book erhältlich.

Druck und Bindung: Books on Demand GmbH, Norderstedt Germany
Gedruckt auf säurefreiem Papier aus verantwortungsvollen Quellen

Das vorliegende Werk wurde sorgfältig erarbeitet. Dennoch übernehmen Autoren und Verlag für die Richtigkeit von Angaben, Hinweisen, Links und Ratschlägen sowie eventuelle Druckfehler keine Haftung.

Das Buch bei GRIN: https://www.grin.com/document/1303947

Diskriminierung von Patient*innen gegenüber Pflegenden und Ärzt*innen auf der Intensivstation

Akkon Hochschule für Humanwissenschaften
Studiengang: Erweiterte Klinische Pflege für Anästhesie- und Intensivpflege
Modul: Pflege in spezifischen Handlungsfeldern
Semester: Wintersemester 2021

Alexandra Zühlke

Potsdam, 31.03.2022

Inhaltsverzeichnis

Abbildungsverzeichnis

Tabellenverzeichnis

Abkürzungsverzeichnis

AGG   Das Allgemeine Gleichbehandlungsgesetz

1.Einleitung

Patient*innen im deutschen Gesundheitswesen müssen durch das Verbot der Diskriminierung vor Diskriminierung geschützt werden, der diskriminierungsfreie Zugang zur Gesundheitsversorgung ist ein Menschenrecht (Antidiskriminierungsstelle des Bundes, 2021b). Es existieren verschiedene Studien und laufende Forschungsprojekte zu Diskriminierungsrisiken von Patient*innen im Gesundheitswesen. Die Literatur gibt beispielsweise Hinweise darauf, dass Menschen mit Migrationshintergrund bezüglich der Qualität der medizinischen Behandlung benachteiligt werden, oder, dass Frauen mit Herzinfarkten häufiger als Männer sterben, wenn sie von einem männlichen Arzt behandelt werden (Bartig et al., 2021).

Ein bislang vernachlässigtes Phänomen ist, inwiefern Beschäftige im Gesundheitswesen einem Diskriminierungsrisiko ausgesetzt sind und von welcher Form der Diskriminierung sie betroffen sind. „Als besondere Diskriminierungsrisiken des Gesundheitssystems können das kirchliche Diskriminierungsprivileg, sowie der enge Kontakt mit Patient*innen und damit einhergehend das Risiko, auch von dieser Seite Diskriminierung zu erleben, insbesondere in Form von sexueller Belästigung betrachtet werden. Weitere Forschung wäre insbesondere in Bezug auf mögliche weitere für den Gesundheitsbereich relativ spezifische Diskriminierungsrisiken sinnvoll."(Bartig et al., 2021). Ich bin selbst in der Pflege tätig und wurde im Laufe meiner Berufstätigkeit von Patient*innen mehrfach diskriminiert. Die aktuelle Studienlage lässt keine Rückschlüsse zum Thema Diskriminierung von Pflegenden im Berufsalltag zu. An dieser Stelle möchte ich mit meiner Hausarbeit ansetzen.

Um Erkenntnisse zur Diskriminierung von Beschäftigten im Gesundheitswesen durch Patient*innen zu erlangen, habe ich Interviews mit Pflegenden und Ärzt*innen, welche auf der Intensivstation tätig sind, durchgeführt und ausgewertet.

2.Ziel und Fragestellung

Das Ziel dieser Hausarbeit ist es, einen Einblick in die Erfahrungswelt von Pflegenden und Ärzt*innen, welche auf der Intensivstation arbeiten, zum Thema Diskriminierung durch Patient*innen zu erlangen. Die Forschungsfrage lautet: „Welche Diskriminierungserfahrungen ausgehend von Patient*innen haben Pflegende und Ärzt*innen erlebt?".

Durch die Erkenntnisse möchte ich Diskriminierungen aufdecken, denn nur wenn diese offen gelegt werden kann die Relevanz der Thematik sichtbar gemacht werden.

3. Literaturrecherche und Methodik

Zum Erlangen der Hintergrundinformation zum Thema Diskriminierung wurde eine Literaturrecherche in allgemeinen Datenbanken wie Google aber auch in der medizinischen Datenbank: Pubmed sowie der Onlinebibliothek der Charité (Primo) durchgeführt.

Die Forschungsfrage und Datenerhebungsmethode ist dem Qualitativen Forschungsansatz zugeordnet. Um die Forschungsfrage zu beantworten wurde als Methodik ein halb-strukturiertes Interview mit n=22 Teilnehmenden durchgeführt (Siehe Design und Interviewleitfaden). Die Sampling Strategie bestand aus einer theoretischen Stichprobe, bei der die Fallauswahl schrittweise im Zuge der Datenerhebung erfolgte und sich nach einer möglichst gleichmäßigen Verteilung zwischen Geschlecht, Alter und Berufsgruppen orientierte. Eine theoretische Sättigung wurde nach 22 Interviews erreicht (auf der Station arbeiten 48 Pflegende und 8 Ärzt*innen).

„Qualitatives Datenmaterial muss nicht unbedingt qualitativ, sondern kann auch quantitativ ausgewertet werden" (Döring & Bortz, 2016). Zur Auswertung der Interviews habe ich mich für die deskriptive Statistik entschieden, um die Ergebnisse durch Kennzahlen und Grafiken übersichtlich darzustellen und zu ordnen. Zur Auswertung der Ergebnisse wäre eine qualitative Inhaltsanalyse nach Mayring sinnvoll, diese würde aber den Rahmen dieser Hausarbeit sprengen, im Rahmen einer Bachelorarbeit wäre diese Methode sicherlich sehr sinnvoll.

4. Hintergrund

4.1 Diskriminierung

Eine Diskriminierung ist jede ungerechtfertigte Ungleichbehandlung aufgrund von schützenswerten Merkmalen wie: Abstammung, Ethnizität, Religion, Geschlecht, Weltanschauung, nationale oder soziale Herkunft, Alter, Sprache, Behinderung oder sexueller Orientierung. Diskriminierungen können bewusst oder unbewusst erfolgen (Integrationsbeauftragte, 2022). In Deutschland regelt Das Allgemeine Gleichbehandlungsgesetz (AGG) alles, was aus juristischer Sicht als Diskriminierung anzusehen ist. Dabei ist nach AGG §1 Ziel des Gesetzes, folgendes festgelegt: „Ziel des Gesetzes ist, Benachteiligung aus Gründen der Rasse oder wegen ethnischen Herkunft, des Geschlechts, der Religion oder Weltanschauung, einer Behinderung, des Alters oder der sexuellen Identität zu verhindern oder zu beseitigen" (Bundesministerium für Justiz, o.J.).

Bei der Definition der Diskriminierung, spricht die AGG nicht von Diskriminierung, sondern von Benachteiligung, da nicht jede unterschiedliche Behandlung, die einen Nachteil zu Folge hat, diskriminierend sein muss. Die AGG unterscheidet zwischen mittelbaren (indirekten) und unmittelbaren (direkten oder offenen) Benachteiligungen aufgrund von schützenswerter Merkmale ohne sachliche Rechtfertigung (Antidiskriminierungsstelle des Bundes, 2021c).

Nach internationalem Recht werden der Diskriminierung drei Hauptmerkmale zugeschrieben:

1. **Eine Benachteiligung von Menschen**
   Diese kann mittelbar oder unmittelbar erfolgen und muss eine Person oder eine Gruppe betreffen.

2. **Aufgrund eines schützenswerten Merkmals**

3. **Ohne sachliche Rechtfertigung**

Die Benachteiligung stützt sich auf ein unrechtmäßiges Merkmal, der es an Objektivität und adäquater Rechtfertigung fehlt (Amnesty International, o.J.).

4. 2 Formen der Diskriminierung

„Jede Form einer weniger günstigen Behandlung ist eine Benachteiligung. Dabei kommt es nicht darauf an, dass die Benachteiligung vorsätzlich oder in böswilliger Absicht geschieht. Entscheidend ist der nachteilige Effekt, der bei den Betroffenen durch die Ungleichbehandlung entsteht" (Antidiskriminierungsstelle des Bundes, 2021a).

Die folgenden Formen der Diskriminierung wurden von der Antidiskriminierungsstelle des Bundes erläutert.

Unmittelbare Diskriminierung

Diese liegt vor, wenn die Ungleichbehandlung direkt an einem schützenswerten Merkmal ansetzt. Zum Beispiel wenn bei einer Stellenausschreibung eine diskriminierende Altersgrenze eingesetzt wird, eine Frau wegen einer Schwangerschaft (Geschlecht) gekündigt wird die Mitgliedschaft im Fitnessstudio wegen der ethnischen Herkunft verweigert wird.

Mittelbare Diskriminierung:

Die mittelbare Benachteiligung erfolgt nicht offensichtlich wegen eines nach §1 AGG genannten Merkmals, es resultiert aus neutralen Kriterien. Diese gelten zunächst für alle gleich, können sich aber auf bestimmte Gruppen starker benachteiligend auswirken als auf andere. Als Beispiel: Eine Stellenanzeige ist mittelbar diskriminierend, wenn diese von den Bewerber*innen Deutsch als Muttersprache für die Tätigkeit in einer Gärtnerei verlangt. Da diese Tätigkeit eine geringe Sprachliche Kompetenz Bedarf, schließt die Stellenbeschreibung mit solcher Forderung diejenigen aus, die nicht Deutsch als Muttersprache sprechen.

Belästigung

Als Belästigung wird eine unerwünschte Verhaltensweise, die eine Person wegen eines geschützten Merkmals einschüchtern, beleidigen, erniedrigen und ein feindliches Umfeld schaffen oder zu schaffen bezwecken.

Sexuelle Belästigung

Sie ist eine spezifische Form der Belästigung und wird durch ein unerwünschtes sexuell bestimmtes Verhalten verursacht. Diese Verhaltensweisen reichen von unangemessen sexuellen Anspielungen, anzügliche Bemerkungen, Anstarren, über das Verbreiten pornografischen Materials bis hin zu sexualisierten körperlichen Übergriffen. Eine sexuelle Belästigung verletzt die Würde der betroffen Person und es ist dabei nicht entscheidend, ob die Würdeverletzung beabsichtigt ist.

Anweisung zur Benachteiligung

Wenn beispielsweise ein*e Geschäftsführer*in die Personalverantwortlichen anweist, Bewerbungen von kopftuchtragenden Frauen vornherein abzulehnen. Dies ist eine Anweisung zur Benachteiligung.

Merfachdiskriminierung

Diese Art der Diskriminierung kann auftreten, wenn verschiedene Diskriminierungsgründe zusammenkommen und sich wechselseitig verstärken. Zum Beispiel wenn eine Frau mit Behinderung um eine neue Anstellung aufgrund ihrer Behinderung erstens schlechtere Zugangschancen am Arbeitsmarkt hätte und wenn sie zweitens, als Frau eine schlechtere Bezahlung in der neuen Anstellung als Männer unterläge (gender pay gap). Dabei sind beide Formen der Diskriminierung getrennt voneinander benennbar und analysierbar.

Intersektionale Diskriminierung

Hier „Überlappen" sich unterschiedliche Diskriminierungsmerkmale und im Unterschied zur Mehrfachdiskriminierung, beeinflussen sich die Merkmale wechselseitig und sind nicht mehr voneinander zu trennen. Zu den im AGG geschützten Merkmalen kommen auch häufig nicht Geschütze Merkmale nach AGG hinzu und wirken intersetkional zusammen. Zum Beispiel rassistische Einlasskontrollen bei Diskotheken: diese betreffen überwiegend junge Männer, die als migrantisch wahrgenommen werden. Dabei wirkt das junge Alter, das männliche Geschlecht und die ethnische Herkunft der Betroffenen zusammen (Antidiskriminierungsstelle des Bundes, 2021a).

4.3 Diskriminierungsfreie Kommunikation

Eine Diskriminierungsfreie Kommunikation bedeutet, alle Menschen gleichwertig anzusprechen, darzustellen und zu behandeln. Durch die Verwendung gendergerechter und diskriminierungsfreier Sprache fördern wir ein respektvolles und wertschätzendes Miteinander in der Gesellschaft. Eine Diskriminierungsfreie Kommunikation geht auch automatisch mit einer inklusiven Sprache einher, denn nur wenn man alle Menschen in der Sprache miteinbezieht, verhindert man die Ausschließung und Diskriminierung.

Aber warum auch für die visuelle Darstellung, zum Beispiel auf einem Plakat? Nach Paul Watzlawick und seinen 5 Axiomen (Grundregeln) lautet Axiom 1: Man kann nicht nicht kommunizieren. Dabei geht er von der Annahme aus, dass jedes Verhalten in einer sozialen Situation einen Mitteilungscharakter besitzt und dieser wird nicht nur über die Sprache übermittelt, sondern auch mit Hilfe von Gestik, Mimik, oder durch den Klang unserer Stimme.

5. Qualitative Interviews

5.1 Design

Rahmenbedingungen

Die Befragungen fanden zwischen dem 01.April 2022- zum 5. Mai 2022 statt. Die Station ist eine chirurgische Intensivstation mit dem Schwerpunkt Organtransplantation mit insgesamt 10 Betten für intensivpflichtige Patient*innen. Insgesamt wurden 17 Pflegende und 5 Ärzt*innen befragt. Die Befragungen fanden entweder im Pflegestützpunkt, im Arztzimmer oder im Pausenraum der Station statt. Auf der Station arbeiten insgesamt 44 Pflegefachkräfte und aktuell 8 Ärzt*innen.

Einschlusskriterien: Pflegende und Ärzt*innen

Alterseinschränkungen: mindestens 18 Jahre

Sprache: die Teilnehmer*innen sollten deutsch oder englisch sprechen, damit das Interview von mir adäquat durchgeführt werden kann.

Außerdem habe ich die Teilnehmenden bewusst ausgesucht, zum einen habe ich Personen ausgesucht, mit denen ich im Dienst bin, zum anderen habe ich versucht ein gutes Verhältnis zwischen den Berufsgruppen, auch im Verhältnis zur normalen Verteilung im Team, sowie eine ausgewogene Verteilung im Geschlecht zu wählen.

Grad der Strukturierung

Es wurden halb-strukturierte Interviews mit allen Beteiligten durchgeführt. Allen teilnehmenden wurde die gleiche Hauptfrage gestellt, es blieb Raum für Einschübe und Folgefragen (siehe Anhang Leitfaden). Die Teilnehmenden wurden über den Grund der Befragungen umfänglich informiert. Die Interviews haben im Schnitt circa 10 Minuten gedauert und wurden parallel bei der Durchführung niedergeschrieben. Ein Leitfaden befindet sich im Anhang, welcher von mir erstellt wurde.

5.2 Ergebnisse der Interviews

Befragung Nr. 1

Weiblich, 27 Jahre, Pflege, Pseudonym =P1

Situationsbeschreibung:

Es ist Frühdienst auf der Intensivstation. Ein männlicher Patient, 67 Jahre, liegt im Bett, P1 und eine Assistenzärztin gehen in das Zimmer, die Ärztin hängt eine Bluttransfusion an. Der Patient sagt: „Das sind aber zwei süße Popo`s". Sie verlassen das Zimmer Kommentarlos. Außerhalb des Zimmers tauschen sie sich kurz über die unangenehme Situation aus. P1 muss das Zimmer zu einer späteren Zeit nochmal betreten, es fällt ein erneuter Kommentar: „Wirklich ein süßer Po" P1 wird wütend und sagt zu dem Patienten, er soll solche Kommentare unterlassen ansonsten werde ich sie nicht mehr betreuen, der Patient entschuldigt sich. Die

Situation hatte für den Patienten keine weiteren Konsequenzen und am nächsten Tag war er nicht mehr auf Station.

Befragung Nr. 2

Weiblich, 30 Jahre, Pflege, Pseudonym =P2

Situationsbeschreibung:

Die Kollegin beschreibt eine Situation mit einem männlichen, älteren Patienten, die zum Befragungszeitraum circa zwei Jahre her ist. Sie stand mit dem Rücken zum Patienten zugewandt und der Patient hat aus dem nichts gesagt: "Sie sind doch bestimmt ne ganz freche mit ihren roten Haaren" dabei beschrieb P2 die Tonlage als belästigend.

Sie hat es ignoriert. Als sie ihn am nächsten Tag erneut betreut, hat der Patient den ungefähr gleichen Wortlaut wiederholt „Sie sind doch eine freche mit den roten Haaren". Auf Nachfrage, wie P2 darauf reagiert hat, berichtete sie, dass sie dem Patienten eine Ansage gemacht hat und Sachen gesagt hat wie „dass es total daneben ist und so nicht gehe" und „das der Unterton daneben ist und er sich entschuldigen soll" Der Patient hat sich entschuldigt. P2 erzählt, sie habe sich besonders unwohl gefühlt, weil die Sätze „einfach aus dem nichts kamen".

Sie hat den Dienst bei dem Patienten normal weitergeführt.

Befragung Nr. 3

Weiblich, 54 Jahre, Pflege tätig, Pseudonym = P3

Situationsbeschreibung:

Das „versehentliche anfassen" von männlichem Patienten wurde von P3 sehr häufig erlebt. Sie erzählt, dass diese Situationen häufig bei der Mobilisation, Körperpflege oder der Lagerung der Patienten passiert. P3 erzählt „unterschwellige Berührungen an Po, Brust und Hüfte, ich habe mir gedacht, dass es aus Versehen war, aber eigentlich ist das nicht okay und so, dass man es nicht nachweisen kann, aber sich denkt, dass es eigentlich nicht geht". Auf Nachfrage ob es Konsequenzen für den Patienten gab oder sie es angesprochen habe antwortete P3: „nein, ich habe viel verdrängt, als Art des Selbstschutzes" und „wenn man beleidigt wird, dann wechselt man das Zimmer".

Befragung Nr. 4

Männlich, 26 Jahre, Pflege tätig, Pseudonym = P4

Situationsbeschreibung:

Der Kollege hat selbst keine diskriminierenden Erfahrungen gemacht aber miterlebt, dass weibliche Kolleginnen diskriminiert werden. Er erzählt „männliche ältere Patienten, die sich nichts sagen lassen wollten von weiblichen Kolleginnen und da musste ich dazu gerufen werden, dann haben sie gehört" und „das sind halt immer ältere Patienten dich sich einfach nichts sagen lassen wollen von Frauen".

Befragung Nr. 5

Weiblich, 31, Pflege, Pseudonym = P5

Situationsbeschreibung:

P5 schildert eine Situation mit einem circa 80-jährigen männlichen Patienten. Nach dem Sie sich bei ihm mit Vornamen und Zuständigkeit als Pflege vorgestellt hat, möchte P5 dem Patienten Augentropfen verabreichen. Der Patient fragt P5 dann „aus dem nichts" mehrere Fragen zu ihrer Herkunft „Kommen Sie aus Kroatien?" P5 verneint, „Kommen Sie aus Bosnien?" sie verneint „Kommen Sie aus Serbien?" dann hätte er noch viele weitere in Europa östlich gelegene Länder aufgezählt worauf P5 immer verneinte. Nach der letzten Herkunftsfrage sagte der Patient „Wenn sie aus einen dieser Länder kommen, dann dürfen Sie mich nicht anfassen. P5 antwortete „okay" und erzählt „ich war erstmal schockiert und habe nichts weitergesagt, das waren meine ersten 2 oder 3 Monate hier auf Station.

Befragung Nr. 6

Männlich, 29 Jahre, Pflege, Pseudonym = P6

Situationsbeschreibung:

P6 erzählt, er fühle sich oft von Patienten*innen in seiner Autorität diskriminiert. Er habe oft Situationen erlebt, in denen er Patient*innen zu bestimmten Sachen anleiten musste wie z.b. zum Atemtraining und die Patient*innen dies nicht machen wollten. Oft mussten dann die diensthabenden Ärzte kommen und genau das gleiche erklären, erst dann haben die Patient*innen mitgemacht. P6 erzählt „die Ärzte sind gerade mal 1 Woche da und ich schon viel länger, trotzdem hören die dann lieber auf den Arzt obwohl ich das tagtäglich mache".

Befragung Nr. 7

Weiblich, 28 Jahre, Ärztin, Pseudonym =P7

Situationsbeschreibung:

P7 antwortet, sie habe häufiger Altersdiskriminierungen von Patient*innen erlebt mit Sätzen wie „Haben Sie denn überhaupt studiert" oder „dürfen Sie denn schon als Ärztin tätig sein". Außerdem schildert P7 „mehrere Belästigungen in Form von Ansprache, anfassen oder unsittlichen Berührungen wie z.B. auf den Hintern hauen". P7 erzählt eine Situation mit einer weiblichen, circa 60 Jahre alten Patientin nach: „Die Patientin hat auf mein Namenschild gesehen und mich mit Vornamen angesprochen, ich habe ihr meinen Nachnamen genannt und gebeten mich mit Nachnamen anzusprechen, daraufhin meinte sie, dass man Pflegende doch immer mit Vornamen ansprechen kann und dass an der C. doch nur Männer Ärzte sein dürfen". P7 erzählt „ich habe Sie gleich danach aufgeklärt, dass es nicht geht und das an der C. sowohl Männer als Frauen als Ärzte eingestellt sind. Die Patientin war stur und hat mir nicht geglaubt, ich habe meine Arbeit zu Ende gemacht und es Totgeschwiegen".

Befragung Nr.8

Weiblich, 43 Jahre, Pflege, Pseudonym = P8

P8 schildert eine Situation, in der Sie am Pflegestützpunkt sitzt und eine Angehörige eines Patienten zu ihr kam und sie fragte „ob es möglich wäre, dass ihr Mann von einer deutschen Pflegekraft betreut werden kann" daraufhin habe P8 geantwortet „das wird ein Problem werden, weil im Dienst eine Türkin, eine Griechin und eine Angolanerin sind". P8 erzählt „die Situation war krass, weil es auch keine Frage war, sondern so bestimmt. Ich fand es krass aber musste aber auch im Nachhinein darüber lachen".

Befragung Nr. 9

Männlich, 30 Jahre, Arzt. Pseudonym = P9

Situationsbeschreibung:

P9 erzählt, er habe oft Altersdiskriminierung erlebt „das ist sehr subjektiv, aber man wird einfach anders behandelt, mit nicht so viel Respekt und man wird einfach geduzt". Er schildert eine Situation mit einem männlichen, circa 50 Jahre alten Patienten, der zu P9 sagte „Ja ja, sie erinnern mich schon an meinen ersten Freund" er erzählt, dass die Situation für ihn sehr unangenehm war, er darauf aber nicht eingegangen ist.

Befragung Nr. 10

Weiblich, 50 Jahre, Pflege, Pseudonym = P10

Situationsbeschreibung:

P10 erzählt eine Situation nach, die ihr kurz vor der Befragung passiert ist. Sie habe sich bei dem Patienten (männlich, circa 60 Jahre) mit Schwester (Vorname) vorgestellt, der Patient habe Sie aber geduzt. Sie erzählt, dass sie sich diskriminiert gefühlt hat „ich duzte ihn ja auch nicht einfach und das ist auch gar nicht professionell, wenn man jemanden duzt den man gar nicht kennt". Außerdem erzählt sie, dass sie nicht selten Kosenamen von Patient*innen erhalte wie z.B. „schwesterchen" sie sagt „da fühlt man sich dann minderwertig".

Befragung Nr. 11

Weiblich, 31 Jahre, Pflege, Pseudonym: P11

Situationsbeschreibung:

P11 schildert eine Situation, bei der sie einem männlichen Patienten (circa 50 Jahre) den Rücken mit einem sogenannten Activegel (Kühlgel mit Eukalyptus) eincremte, der Patient sagte dann: „Ich benutze das gleiche Gel für den Sex mit meiner Frau, sie ist Asiatin und kann sehr gut massieren" und "Ich finde es schade, dass wir uns im Krankenhaus kennengelernt haben und nicht Privat". P11 antwortete: „Ich komme hier nicht mehr rein und werde sie nicht mehr betreuten" daraufhin hat der Patient gelacht, P11 reagierte mit "hören Sie auf, es reicht, sie dürfen das nicht mehr! Außerdem erzählt P11 eine Situation nach, die sie mit einem anderen männlichen Patienten (circa 60 Jahre) erlebt hat. P11 erzählt, der Patient hatte versucht mehrere Kolleg*innen und P11 zu küssen und er hatte ihr erzählt, dass er meinte, er liebe seine Frau nicht mehr seit dem er hier liegt und all diese Krankenschwestern gesehen hat. P11 erzählt „ich habe ihn gelagert mit einer Kollegin und er hat versucht mich anzufassen an der Hüfte, Brust und an den Haaren. Die Kollegin hat ihm gesagt, dass das nicht geht und es sexuelle Belästigung ist, weil er mich angefasst hat. Er hat sich entschuldigt und gesagt, dass er es nicht mehr macht. Ich habe ihn nicht mehr betreut und das Zimmer nicht mehr betretenen, er hat dann aber jeden Tag geweint und alle nach mir gefragt. „Drei Monate später stand er dann vor der Tür als ich im Dienst war, er wollte mich sehen, das war so schlimm". Die Kollegin hat sich an das Leitungsteam gewandt, es wurde ein Gedächtnisprotokoll geschrieben, die Leitung hat mit dem Patienten geredet und ihr wurde ein Gespräch mit einer Psychologin angeboten. Außerdem bekam Sie dafür einen Ausgleichstag also einen freien Tag, den bekam Sie aufgrund eines neuen Tarifvertrages der vorsieht, Pflegekräfte bei unterbesetzten Schichten sowie außerordentlichen Situationen zu entlasten. Sie schildert, dass Sie den freien Tag schon eingelöst hat, den Fall aber nie vergessen wird da Sie noch nie so viel weinen musste in ihrem Leben wie zu dieser Zeit und häufig daran denken muss.

Befragung Nr. 12
Männlich, 31 Jahre, Arzt, Pseudonym= P12
Situationsbeschreibung:
P12 erzählt eine Geschichte mit einem circa 40-45-jährigen männlichen Patienten nach. P12 erzählt „er hat etwas gesagt wie, hätte sein Opa noch gelebt, hätte er nicht mal ins Land eintreten dürfen oder nicht mehr hier sein können" P12 hat daraufhin reagiert mit" jetzt bin doch da und sie haben keine andere Möglichkeit, entweder sie machen mit oder nicht. Ich habe schon von anderen Kolleg*innen Bescheid bekommen, dass ich bei diesem Patienten aufpassen muss".

Folgende Personen haben keine Erfahrungen bzw. Diskriminierende Situationen erlebt, die vom Patienten ausgingen:
Befragung Nr. 13
Weiblich, 47 Jahre, Pflege, Pseudonym =P13
Befragung Nr. 14
Weiblich, 23 Jahre, Pflege, Pseudonym = P14
Befragung Nr. 15
Männlich, 31 Jahre, Pflege, Pseudonym =15
Befragung Nr. 16
Weiblich, 26 Jahre, Pflege, Pseudonym =P16
Befragung Nr. 17
Weiblich, 26 Jahre, Pflege, Pseudonym = P17
Befragung Nr. 18
Männlich, 29 Jahre, Arzt, Pseudonym =P18

Befragung Nr. 19

Männlich, 32 Jahre, Pflege, Pseudonym =P19

Befragung Nr. 20

Weiblich, 24 Jahre, Pflege, Pseudonym =P20

Befragung Nr.21

Männlich, 32, Arzt, Pseudonym = P21

Befragung Nr. 22

Männlich, 47, Pflege, Pseudonym =P22

5.3 Auswertung der Interviews

Von den insgesamt 22 durchgeführten Interviews waren 13 Teilnehmende Frauen und 9 Männer. Hinsichtlich der Verteilung der Berufsgruppen waren 75% der Befragten Teilnehmer*innen in der Pflege und 25% im ärztlichen Bereich tätig.

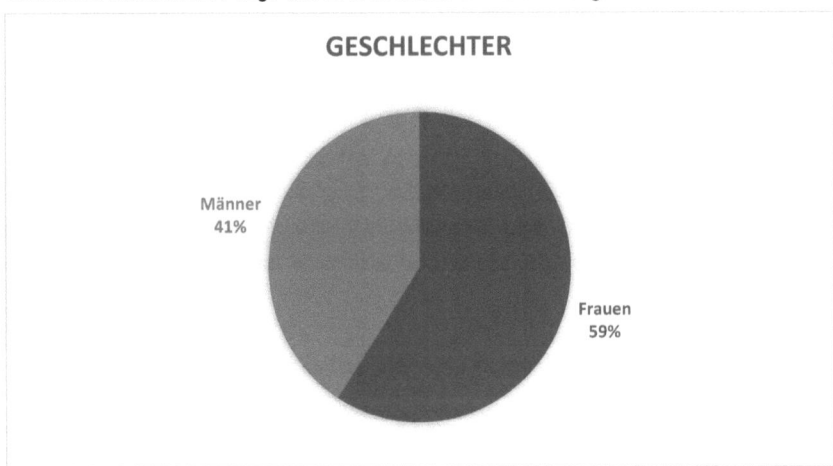

Abbildung 1: Aufteilung der Interviews nach Geschlecht, keine diversen Teilnehmende

BERUFSGRUPPEN

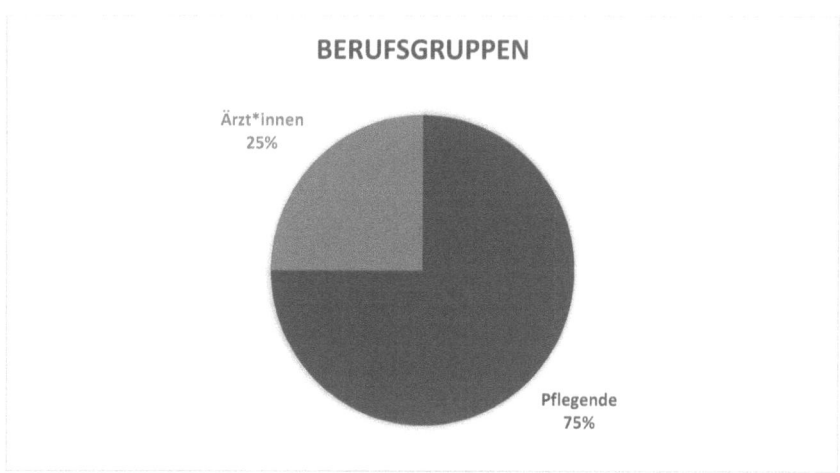

Abbildung 2: Aufteilung der Interviews nach Berufsgruppen

Insgesamt haben 12 (54.5%) Personen Diskriminierung erlebt sowie 10 (45,4%) Personen keine Diskriminierung ausgehend von Patient*innen erlebt.

Doppelt so viele Frauen wie Männer berichteten über eine Diskriminierung (8 Frauen, 4 Männer).

Von den 10 Personen die keine diskriminierenden Erfahrungen ausgehend von Patient*innen erlebt haben waren dem Geschlecht zugeordnet 5 Frauen und 5 Männer. Der Berufsgruppe zugeordnet haben 10 Pflegende sowie 2 Ärzt*innen keine Diskriminierung erlebt.

Anhand der Ergebnisse der Interviews habe ich versucht die einzelnen Interviews anhand der schützenswerten Merkmale nach AGG (Abstammung, Ethnizität, Religion, Geschlecht, Weltanschauung, nationale oder soziale Herkunft, Alter, Sprache, Behinderung und sexuelle Orientierung) zu kategorisieren.

Bei der Kategorisierung der Interviews in Diskriminierungsformen möchte ich keine Gewähr auf rechtliche Richtigkeit geben, die Einteilung und Beurteilung obliegt Expert*innen aus dem juristischen Bereich.

In der folgenden Tabelle findet man einen Nachweis der Interviews mit Synonymen und der dazugehörigen von mir durchgeführten Kategorisierung, dabei habe ich mich an den Formen der Diskriminierung der Antidiskriminierungsstelle orientiert.

Tabelle 1: Kategorisierung der Interviews

Diskriminierungsform	Synonym
Sexuelle Belästigung	P1, P2, P3, P9, P11
Ethnische Herkunft/ Rassismus	P5, P8, P12
Alter	P7, P9
Geschlecht	P4, P10
Andere	P6

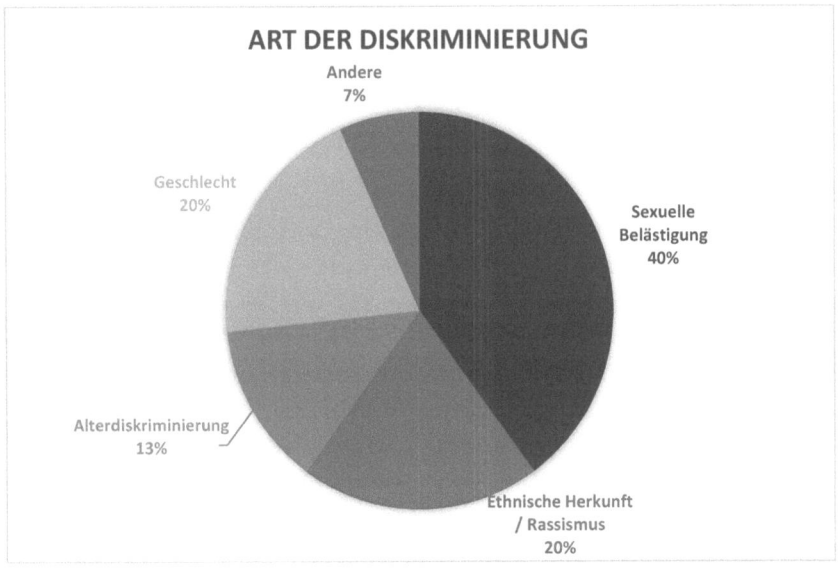

Abbildung 3: Art der Diskriminierung

Nach Aufteilung in Arten der Diskriminierung war der am häufigsten berichtet Grund für eine Benachteiligung die sexuelle Belästigung mit 40%. Die Benachteiligungen aufgrund der ethnischen Herkunft / Rassismus erreichte 20%. Von der Geschlechtsspezifischen Diskriminierung waren ebenso 20% und nur Frauen betroffen.

Insgesamt wurden 13% aufgrund ihres Alters diskriminiert. Unter der Kategorie „Andere" fühlten sich 7% der betroffenen in ihrer Autorität diskriminiert, da keine gesetzliche Regelung zur Autoritären Diskriminierung existiert, wurde dieser Punkt unter „Andere" zusammengefasst.

6. Fazit

Die Ergebnisse der Interviews zeigen, dass Diskriminierungserfahrungen im Berufsalltag der Pflegenden und Ärzt*innen der Station gemacht werden. Mehr als die Hälfte (54,5%) der Befragten haben Diskriminierung ausgehend durch Patient*innen erlebt oder erfahren. Die erlebten Diskriminierungen sind in Unterschiedlichen Bereichen vorgekommen, die häufigste Diskriminierung ist die sexuelle Belästigung durch Patient*innen mit 40%. Insgesamt haben 20% Diskriminierung aufgrund ihrer Ethnizität bzw. rassistische Diskriminierung erlebt. Diskriminierungserfahrungen aufgrund des Geschlechts haben 20% erlebt/erfahren, bei dieser Diskriminierungsform waren nur Frauen betroffen. Altersdiskriminierung erlebten 13%.

Insgesamt waren Frauen häufiger betroffen als Männer, so haben mehr Frauen als Männer sexuelle Belästigung erlebt und die Diskriminierung aufgrund des Geschlechts betraf nur Frauen. Von den 12 Teilnehmenden mit Diskriminierungserfahrungen hat nur eine Person, welche sexuelle Belästigung erlebte, diese auch gemeldet. Interessant wäre hier, weitere Forschungen anzustellen und herauszufinden, welche Hürden oder Barrieren es für die Betroffenen gibt, diese Vorfälle zu melden. Sicherlich spielt hierbei Scham und Angst eine wichtige Rolle, die Betroffenen müssen sich dann mit der Situation erneut aufeinandersetzen, dass erlebte jemanden schildern, was die erste Hürde darstellen könnte. Bei der Person, die den Vorfall der sexuellen Belästigung meldete, konnte man sehen, dass dieser ernst genommen wurde, richtig gehandelt wurde (nach §9 der „Richtlinie zur Prävention und zum Umgang mit sexueller Belästigung an der Charité- Universitätsmedizin Berlin") und der Person Hilfe angeboten wurde (Frauenbeauftragte, 2019). Die C. hat eine „Richtlinie zur Prävention und zum Umgang mit sexueller Belästigung", eine Broschüre über „Grenzüberschreitungen, Gronzverletzungen, Abgrenzung" sowie eine Verfahrensanweisung bei sexueller Belästigung im Arbeits-, Behandlungs- und Studienumfeld. Außerdem gibt es Frauen- und Gleichstellungsbeauftragte, welche Hauptansprechpersonen bei Vorfällen sind. Dennoch hat nur eine von 12 Personen einen Vorfall bzw. die erfahrene Diskriminierung gemeldet. So kann den betroffenen nicht geholfen werden, auch die Diskriminierungen oder Vorfälle können statistisch nicht erfasst werden. In der Zukunft könnte man weitere Forschungen über Probleme und Hindernisse der Meldung anstellen, um Problemorientierte Ansätze erarbeiten zu können, damit die vorhandenen Hilfsangebote besser genutzt werden können.

Limitationen der Hausarbeit:

Das Sampling ist eingeschränkt gewesen, außerdem wurden die Interviews von keinem professionellen Interviewer*in durchgeführt, sondern von mir, ich habe keine Vorerfahrungen gehabt und zum ersten Mal ein Interview durchgeführt. Es wäre besser gewesen, wenn ich eine Schulung zum Durchführen von Interviews absolviert hätte.

Stärken der Hausarbeit:

Mit dieser Hausarbeit mache ich auf ein wichtiges Thema aufmerksam welches eine gesundheitswissenschaftliche Relevanz hat, denn mit dieser Fragestellung kann Diskriminierung aufgedeckt werden und nur durch die Erkennung und Erfassung kann diese vermieden werden bzw. ein professioneller Umgang und ein Sensibilisieren des Themas ermöglicht werden.

7. Literaturverzeichnis

Amnesty International. (o.J.). *Was ist Diskriminierung.* Retrieved 04.04.2022 from https://www.amnesty.ch/de/themen/diskriminierung/zahlen-fakten-und-hintergruende/was-ist-diskriminierung

Antidiskriminierungsstelle des Bundes. (2021a). *Diskriminierungsformen* Retrieved 05.04.2022 from https://www.antidiskriminierungsstelle.de/DE/ueber-diskriminierung/was-ist-diskriminierung/diskriminierungsformen/diskriminierungsformen-node.html

Antidiskriminierungsstelle des Bundes. (2021b). *Gesundheit und Pflege.* https://www.antidiskriminierungsstelle.de/DE/ueber-diskriminierung/lebensbereiche/alltagsgeschaefte/gesundheit-und-pflege/gesundheit-und-pflege-node.html

Antidiskriminierungsstelle des Bundes. (2021c). *Was ist Diskriminierung.* https://www.antidiskriminierungsstelle.de/DE/ueber-diskriminierung/was-ist-diskriminierung-node.html

Bartig, S., Kalkum, D., Mi Le, H., & Lewicki, A. (2021). *Diskriminierungsrisiken und Diskriminierungsschutz im Gesundheitswesen - Wissenstand und Forschungsbedarf für die Antidiskrimineirungsforschung.* Retrieved 23.05.2022 from https://www.antidiskriminierungsstelle.de/SharedDocs/downloads/DE/publikationen/Expertisen/diskrimrisiken_diskrimschutz_gesundheitswesen.pdf?__blob=publicationFile&v=5

Bundesminesterium für Justiz. (o.J.). *Allgemeines Gleichbehandlungsgesetz (AGG) § 1 Ziel des Gesetzes.* Retrieved 05.04.2022 from https://www.gesetze-im-internet.de/agg/__1.html#:~:text=Allgemeines%20Gleichbehandlungsgesetz%20(AGG),zu%20verhindern%20oder%20zu%20beseitigen.

Döring, N., & Bortz, J. (2016). Datenanalyse. In N. Döring & J. Bortz (Eds.), *Forschungsmethoden und Evaluation* (5 ed., pp. 599). Springer.

Frauenbeauftragte, C. (2019). *Richtlinie zur Prävention und zum Umgang mit sexueller Belästigung an der Charité-Universitätsmedizin.* https://frauenbeauftragte.charite.de/fileadmin/user_upload/microsites/beauftragte/frauenbeauftragte/Projekte/WPP_SexuelleBel%C3%A4stigung/Richtline_Beschwerdeablauf.pdf

Integrationsbeauftragte. (2022). *Schutz vor Diskriminierung.* Retrieved 04.04.2022 from https://www.integrationsbeauftragte.de/ib-de/ich-moechte-mehr-wissen-ueber/schutz-vor-diskriminierung

Anhang1: Leitfaden

Vorstellung

-Grund der Befragung; das Thema der Hausarbeit im Rahmen meines Studiums wurde vorgestellt

-Diskriminierung wurde kurz erläutert mit Hilfe der Definition und der verschiedenen Formen der Diskriminierung

-alle Teilnehmenden wurden darüber informiert, dass die Teilnahme freiwillig ist und ihre biografischen Angaben und Aussagen anonymisiert werden

Biografische Grundinformationen

-Alter und Geschlecht wurden erfragt (das Geschlecht wurde explizit erfragt, damit die Option für divers ermittelt werden kann)

-der Berufsstand musste nicht erfragt werden da bekannt

Hauptfragen

Allen Teilnehmenden wurde die gleiche Frage gestellt und orientierte sich an der Forschungsfrage. „Welche Diskriminierungserfahrungen ausgehend von Patient*innen hast du auf der Station erlebt?"

Detaillierungsfragen

-wie hast du dich dabei gefühlt?

-hat sich der/die Patient*in dafür entschuldigt?

-Hast du es jemanden gemeldet?

-gab es Konsequenzen für den Patienten?

-wie bist du mit der Situation umgegangen?

-hast du den Patienten danach weiter betreut?

Anmerkungen

Alle Teilnehmenden wurden darüber informiert, dass Sie ihre Aussage jederzeit revidieren können, falls „ihnen spontan nichts einfalle". Eine Person die Anfänglich keine Diskriminierungserfahrung schilderte, wollte ihre Aussage revidieren. Nach dem ersten stattgefundenen Interview wurden Teilnehmende ein zweites Mal befragt (meist einige Tage später, ob sie bei ihrer Aussage bleiben oder diese noch ergänzen möchten. Da das Interview meist spontan auf Station stattfand, hatten alle teilnehmende zu einem späteren Zeitpunkt Zeit, die getroffene Aussage zu revidieren.

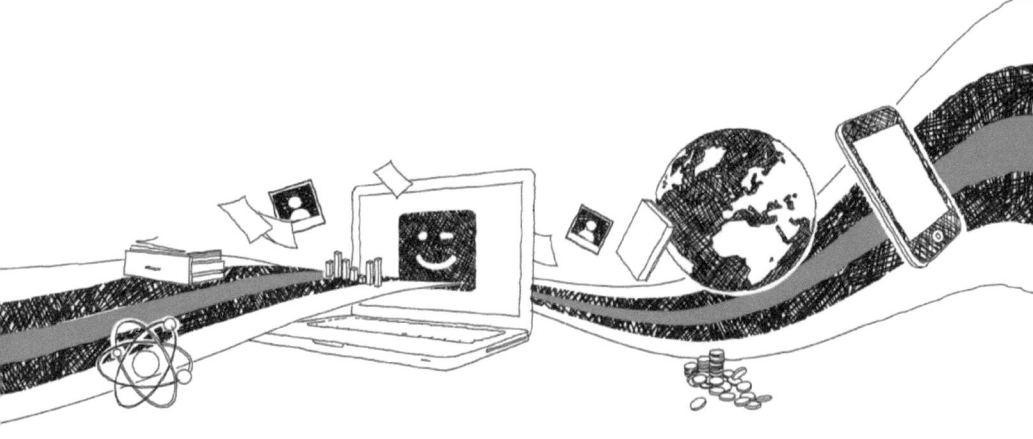

—